Karlheinz Lauber
Massage-Philosophie

Karlheinz Lauber

Massage-Philosophie

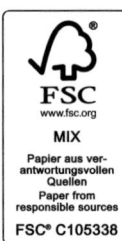

Bibliografische Information der Deutschen Nationalbibliothek
Die Deutsche Nationalbibliothek verzeichnet diese Publikation
in der Deutschen Nationalbibliografie; detaillierte bibliografische
Daten sind im Internet über http://dnb.d-nb.de abrufbar.

© 2012 Karlheinz Lauber
Umschlagdesign, Satz, Herstellung und Verlag:
BoD™ - Books on Demand GmbH, Norderstedt
ISBN 978-3-8448-3121-4

Inhalt

Vorwort

Alle Angaben stützen sich auf erwiesene wissenschaftliche Erkenntnisse und jahrzehntelange klinische Beobachtungen.

Die Massage ist eine der ältesten schulmedizinischen Behandlungsformen bei Krankheiten überhaupt. Schon Hippokrates (460 bis 380 v.Chr.) verwendete diese gebräuchliche Behandlungsmethode. Die therapeutische Massage ist keine außenseitliche Behandlungsmethode, sondern reine Schulmedizin.

Die Dauer der Behandlung muss sich nach dem betroffenen Bereich, der Krankheit, Alter, Konstitution und Gewohnheiten des Patienten richten. Es ist nicht damit abgetan, wenn der Patient einmal im Jahr auf Kur fährt und dann das restliche Jahr keine Behandlung mehr bekommt. Je nach Krankheitsbild und Belastung ist die Behandlung zu wiederholen. In den meisten Fällen wäre eine regelmäßige Behandlung erforderlich.

Der Wert jeder Behandlung hängt davon ab, dass man ihre Indikation und die Wirkung kennt. Man muss erkennen, dass sie kein Allheilmittel und, nur wenn korrekt durchgeführt, bei bestimmten Krankheiten und Verletzungen unersetzlich ist. Man muss sie als Mittel für einen bestimmten Zweck betrachten, und dieser Zweck ist die Wiederherstellung der Funktion. Sie ist ein stark wirkendes Behandlungsmittel, bei falscher Anwendung kann auch schwerer Schaden entstehen. Die Auswirkungen müssen vom Therapeuten ständig beobachtet werden. Nur Ärzte sind qualifiziert, Krankheit zu diagnostizieren und Behandlungen zu verordnen. Die Verordnung muss mit derselben Überlegung und Genauigkeit vonstattengehen, wie die Auswahl und Dosierung von Medikamenten. Details und Technik der Behandlung sind dem Therapeuten überlassen. Da der Therapeut in der Regel länger und häufiger mit dem Patienten Kontakt hat und die Reaktionen der Behandlung genau beobachten kann, erhält der Arzt wertvolle sachdienliche Informationen. Viele Faktoren bei jedem einzelnen Patienten bestimmen die Dosierung mit, wie z.B. der pathologische Befund und die zu erwartenden Resultate.

Es ist unbedingt zu beachten, dass jede ärztliche verordnete Therapie (auch wenn die Therapie nicht vom Arzt selbst durchgeführt wird) nach dem Gesetz ärztliche Hilfe ist.

Allgemeines

Über Anatomie, Pathologie, Physiotherapie usw. gibt es zahlreiche Literatur. In keinem mir bekannten Buch wurde aber über das wesentliche, richtige Verhalten des Therapeuten, über Behandlungszeiten, Einteilung, Kalkulation und verschiedene Probleme bzw. Vorschriften geschrieben.

Eigenartig: Kaum fällt das Wort »Massage«, dann weiß gleich jeder diesbezüglich Bescheid. Nicht selten werden auch zweideutige Gedanken gehegt. Ein Masseur ist ein Gewerbetreibender und hat mit ärztlicher Hilfe nicht das Geringste zu tun!

Wie kann ein Masseur, der die ärztlichen Diagnosen und Anweisungen nicht versteht, Patienten behandeln? Außerdem fällt jede ärztliche Verordnung unter Verschwiegenheitspflicht und diese ist strengstens einzuhalten.

Die Ausbildungszeiten dauern viel zu lange.

1 Jahr Theorie und mindestens 3 Jahre Praxis ist optimal. Erst dann werden Diplome verliehen.

Um Behandlungen erfolgreich durchführen zu können, muss man sich spezialisieren. Die Mechano-Therapie (Massage und Mobilisation) ist die optimale Behandlungsmethode.

3 Jahre Ausbildung für Physiotherapie ist unwirtschaftlich und viel zu lange. Unglaublich viel Stoff wird den

Schülern hineingestopft. Sie »können« dann praktisch alles, außer gynäkologische Behandlungen.

Die Studienzeit für Ärzte hingegen wird auf 5 Jahre gekürzt. Auch hier ist dafür eine längere Praxiszeit sinnvoller. 2 Jahre Studium und 3 Jahre Praxis wäre für Physiotherapie angemessen.

Physiotherapie genießt in Österreich vermutlich »Narrenfreiheit«. Ärztliche Verordnungen werden laut Testmagazin Konsument ignoriert. Behandlungszeiten sind zu kurz und falsch deklariert.

Obwohl in den 3 Jahren Ausbildung »unzählige« Therapien gelehrt werden, haben manche Physiotherapeuten es angeblich notwendig, nicht anerkannte Methoden anzuwenden. Auch falsche Rechnungen werden ausgestellt.

Zum Beispiel, in Vorarlberg waren bei einem Test des Vereins für Konsumenteninformation, in 60 Prozent aller Fälle die Rechnungen nicht korrekt!

Physiotherapeuten sind vom Arzt weit entfernt und dürfen nur nach Anweisung Behandlungen durchführen.

Es ist bis heute unklar, warum Physiotherapeuten nie »unter die Lupe« gekommen sind, Apotheken hingegen werden seit Jahren beharrlich getestet. Der Beruf ist in der derzeitigen Form für Patienten nicht zu empfehlen.

»Es wäre sehr wesentlich, dass unqualifizierte Scharlatane nicht auf die Patienten losgelassen werden, nur weil die österreichische ›Gesetzesmaschine‹ aus bürokratisch-parteipolitischen Gründen nicht über die Nase des ›Geringsten unter ihnen‹ hinaus sieht. Ich wünsche dem Herrn K. H. Lauber in seinem Kampf um Sauberkeit und Ordnung in der Situation der physikalischen Massagetherapie vollen Erfolg.« (Lehrarzt OSR Prof. Dr. med. Richard Strohal)

Erst nach mindestens 15 Jahren Berufspraxis kann man sich als »erfahrener« Therapeut bezeichnen. Er erkennt schon am Gang, am Klopfen oder Läuten an der Tür seine Patienten. Er registriert mit einem Blick, wie der Patient sich hinsetzt oder aufsteht. Beim Grüßen durch Handschlag werden wichtige Informationen wahrgenommen. Auch ein Blick auf die Schuhe sagt dem erfahrenen Therapeuten einiges (z.B. einseitig abgetreten?).

Wie erkenne ich eine gute Praxis für therapeutische Massage?

Positiv:

- Telefonische (Band), freundliche, sachliche Auskunft über Behandlungs- bzw. Anmeldezeiten.
- Eigene Anmeldung bzw. Sekretariat.
- Die besten Praxen werden vorzugsweise von Ehepaaren geführt.
- Man kann sich vertrauensvoll in der Anmeldung aussprechen.
- Die Dame in der Anmeldung bietet dem Patienten Platz an.
- Dieses Gespräch ist in der Massagetherapie und im Honorar inkludiert.
- Man wird genau über Therapie und Honorar informiert.
- Man bekommt einen genauen Terminzettel erstellt.
- Falls notwendig, werden fachärztliche Spezialisten empfohlen.
- Die Praxis hat eine behördlich genehmigte Anstaltsordnung (Verschwiegenheitspflicht).
- Rückvergütung aller Sozial- und Privatversicherungen.
- Am Praxisschild ist die Therapieart klar erkennbar.
- Die Praxis ist auf eine bestimmte Behandlung spezialisiert.

+ Eigener, heller, freundlicher und mit bequemen Stühlen ausgestatteter Warteraum.
+ Im Warteraum gibt es ausreichend Informationen, aktuelle Zeitschriften. Für Kinder Bücher und Spielzeug.
+ Der Warteraum ist ruhig und nicht überfüllt.
+ Der Behandler holt die Patienten persönlich aus dem Warteraum ab.
+ Der Patient wird mit Namen und Handschlag begrüßt.
+ Die Termine werden pünktlich »auf die Minute« eingehalten.
+ Die Termine werden so eingeteilt, dass ein optimaler Behandlungserfolg erzielt werden kann.
+ Stammpatienten bekommen bei akuten Problemen ehestmöglich einen Termin.
+ Das Anliegen des Patienten wird ernst genommen.
+ Vor Beginn der Therapie wird die Röntgenaufnahme der gesamten Wirbelsäule empfohlen. Grundbegriffe von Bildern und Befund werden genau erklärt.
+ Der Patient bekommt laufend Informationsmaterial und Therapieneuigkeiten.
+ Der Therapeut behandelt persönlich.
+ Der Behandler »versteckt« sich nicht hinter Titeln. Er hat aber jahrelange Erfahrung und gibt über Erfolge Auskunft.
+ Der Behandler erklärt von sich aus, was er tut und warum.
+ Echte menschliche Wärme und Verbindlichkeit sind spürbar.

+ In die Praxis kommen hauptsächlich jahrelange Stammpatienten.

Negativ:

- Der Behandler arbeitet mit Ruder- oder Sportleibchen, Uhr, Kettchen, Ring oder (Frauen) lackierten, langen Fingernägeln.
- Der Patient muss sich nackt, mit dem Kopf zur Seite, auf primitive Liege legen.
- Der Patient liegt statt auf hygienischem Papier auf schmuddeligen Bade- oder Leintüchern.
- Der Behandler hat keine eigene Salbe, sondern probiert alle möglichen »Wundereinreibungen« aus.
- Die Praxis hat keine eigene Anmeldung, Telefonannahme, Fax.
- Der Patient hat keine Möglichkeit, sich auszusprechen oder ein individuelles Gespräch zu führen.
- Der Patient wird nicht gefragt, ob Schwangerschaft, durchgemachte Operationen, Krankheiten, Herzschrittmacher usw. vorliegen.
- Es wird ohne Röntgenbefund der gesamten Wirbelsäule, drauflosbehandelt.
- Der Therapeut behandelt ohne eine Diagnose der modernen Schulmedizin.
- Der Behandler verspricht umgehend totale Heilung.
- Die Termine werden nach »Löchern« im Terminbuch eingeteilt und nicht für den bestmöglichen Behandlungserfolg.
- Der Behandler versucht, mit spektakulären Me-

thoden – wie Chiropraktik – Eindruck zu erwecken.

- Der Therapeut hat es notwendig, andere Kollegen schlechtzumachen.
- Der Behandler ist nicht spezialisiert. Er kann »alles«.
- Der Therapeut hat nur eine geringe soziale Intelligenz.
- Der Patient muss hinter Vorhängen oder in Kojen liegen. Diskretion?
- Der Therapeut kann keine Öffentlichkeitsarbeiten (Fachartikel, Reportagen, Bücher) vorweisen.

Die Muskulatur ist die Seele des Körpers!

Durch enge und vertrauensvolle persönliche Beziehung mit den Patienten versucht der konzentrierte Therapeut, den Patienten zu ermutigen, Probleme, Sorgen und gesundheitsbezogene Fakten, die er für zu unwichtig hielt, um sie dem Arzt zu erzählen, ihm anzuvertrauen. Der Arzt erhält so, wie schon erwähnt, wertvolle sachliche Informationen. Durch den von der Wirbelbogenreihe geformten Wirbelkanal verläuft das Rückenmark, das »Hauptkabel« des Nervensystems.

Ein starkes, gesundes und bewegliches Rückgrat massiert die Nerven, regt den Kreislauf und somit die gesamten Lebensvorgänge an. Bei statischen Störungen bedeutet dies jedoch: Die Nervenwurzeln, die zum Rückenmark führen oder von diesem ausgehen, werden durch den entstehenden Druck gereizt. Wenn Nervenimpulse sogar blockiert werden, meldet das Gehirn: Schmerz! Die Organe, von den betroffenen Nerven versorgt, werden in ihrer Funktion gestört. Bei krankhafter Haltung der Wirbelsäule werden die Muskeln jedoch ungleichmäßig belastet.

Die therapeutische Massage ist bei Rückenschmerzen ohne Risiken und Nebenwirkungen am besten und längsten wirksam.

Therapeutische Massage für die tiefen Schichten

Ich bin der Meinung, dass man mit einem noch so ausgefeilten Gymnastikprogramm spezielle Schichten, die als Leistungsträger für ein Funktionieren der Gelenke verantwortlich sind, n i c h t erreicht.

Diese erreicht man nur, wenn man sie dementsprechend mit den Möglichkeiten der Massagetherapie an den **tiefen Schichten angeht.**

Jeder Muskel hat eine gewisse physiologische Endlänge. Der Muskel bewegt sich aber auch in einer dreidimensionalen Bewegungs-Richtung, die letztlich durch die **Gymnastik nicht erfasst** werden kann.

Demnach sind immer Anteile nicht vorbereitet, die je nach konditionellem Zustand und je nach Belastungsmomenten überlastet werden und dann diese dynamische Stabilisierung im Bereich des Ausdauer- oder Kraft-Schnellkraft-Zustandes vernachlässigt und dementsprechend **tritt dann die Katastrophe ein.**

Die Massagetherapie sei zwangsläufig etwas zurückgegangen. Ein Grund hiefür seien die Möglichkeiten der Gymnastik, mit dessen Hilfe man die Muskulatur in einer gewissen Weise auf eine Leistung vorbereiten oder – falls sie einer gewissen Leistung unterworfen war – sich wieder regenerieren könne.

In diesem Zusammenhang sei die Mechano-Therapie (Massage u. Mobilisation) **sträflich vernachlässigt** worden, weil man sich lieber **anderer Techniken bediente, die weniger kraftaufwendig wären.**

Wenn der Patient den Behandler gar nicht kennt oder von verschiedenen Therapeuten behandelt wird, ist keine Vertrauensbasis möglich.

Die therapeutische Massagetätigkeit ist nicht »nur« eine schwere körperliche Arbeit

1. Gebückte Haltung (HWS, BWS) im Stehen, vornübergebeugt (LWS) mit Anspannung der Muskulatur und Fehlbelastung der **Wirbelsäule.**

2. Billige, veraltete »Massageliegen«, nicht individuell für Patient und Behandler in der Höhe und Liegeposition elektrisch verstellbar.

3. Kein eigener Behandlungsraum: Lärm, schlechte Luft, kein Tageslicht, keine eigene Hygienemöglichkeit:

   a) Man hat Bedenken, weil auf der neuen Patienten-Chip-Karte (eine vernünftige Sache) wichtige Daten angeführt sind, die im Notfall lebensrettend sein können!

   b) Andererseits werden in drittklassigen Ambulatorien hinter Vorhängen oder oben, vorne und hinten offenen Trennwände **Gespräche geführt, die jeder mithören kann** (ärztliche Verschwiegenheitspflicht, Datenschutz?!).

4. Nach 40-jähriger persönlicher Beobachtung konnte folgende gravierende Erfahrung gemacht werden: Therapeutische Masseure sind relativ häufig

»krank«. Parfüm, Deo-Spray, Medikamente, Friktionen verschiedener Art, Kopfhaare und sogar Textilien (Hose, Rock, Strümpfe, Socken) könnten unter Umständen schwere Allergien auslösen, deren Ursache meist nicht erkannt wird.

Durch Wärmebestrahlung und Massage kann sich die Hauttemperatur um bis zu 3 °C erhöhen (wird therapeutisch erwünscht), die Schweißabsonderung wird aber vom therapeutischen Masseur »**eingeatmet**«! Für den Behandler **unbekannte**, vom Patienten eingenommene Medikamente und selbst aufgetragene Salben können auf Dauer krank machen oder sogar »gefährlich« werden (z.B. Asthma). So mancher Behandler wird sich durch Hautkontakt und Ausdünstung wahrscheinlich angesteckt haben (grippaler Infekt, Grippe usw.).

Nicht nur sorgfältiges Händewaschen, auch Mundschutz ist notwendig!!

5.

a) Der massagetechnische Beruf ist nicht hauptsächlich – wie oft angenommen – **körperliche schwere Arbeit**, sondern der Umgang mit verschiedenen **Patientencharakteren** ist die Hauptbelastung.

b) Das heißt: Der therapeutische Masseur muss körperlich schwer arbeiten, mit dem Patienten kommunizieren, wird mit Schmerz konfrontiert, manchmal mit körperlichen Hygienemängeln belastet, je nach Art der Therapie muss er auch die Intimität der Patienten bewahren.

c) Wird in der Hierarchie Druck oder Zynismus spürbar, wird der/die therapeutische Masseur/In den Beruf nicht lange ausüben können.

d) **Man muss diese Punkte unbedingt VOR der Ausbildung seriös klar definieren!**

e) Fazit: Nur wenige therapeutische Masseure erreichen die »normale« Pension!

Triggerpunkte

Triggerpunkte sind **schmerzhafte, tastbare Stellen** in einem Muskel. Von ihnen werden auch vegetative Störungen ausgelöst. **Wenn man einen TRIGGERPUNKT massiert, tut das ziemlich weh!** Auf einer Schmerzskala von 1 bis 5 ist es etwa bei 3 bis 4.

Feine, leichte, vorsichtige, feste, kräftige, grobe Massage usw., diese Bezeichnungen sind äußerst unqualifiziert!!

Wenn die therapeutische Massage schmerzlos wäre, hört sie auf, Therapie zu sein (Wellness, Sauna usw.) und ist lediglich eine suggestive Behandlungsform. Außerdem wäre es absurd, wenn eine »Krankheit« nicht schmerzt und die Sozialversicherung »feine« Therapie bezahlen würde.

Seit ca. 40 Jahren war und bin ich der Meinung, wenn man einen Triggerpunkt (vorausgesetzt die Kunst, sekundenschnell und millimetergenau ihn zu finden, wird beherrscht) »massiert« lösen sich nach kurzer Zeit »Blockaden« und der Schmerz ist weg.

Laut WHO beherrschen nur wenige Therapeuten diese Kunst. (Blum, Montag, Zabludowski, Lauber usw.)

Merke: Schon 10 Minuten »Massage« reichen: Ein ermüdeter Muskel wird wieder voll leistungsfähig, die Zahl der roten Blutkörperchen wird größer, das Blutvolumen verdoppelt sich und damit die Durchblutungsgeschwindigkeit. Der Bluthochdruck wird gesenkt und eine klare Zunahme der Sauerstoffkapazität ist festzustellen, um das Tor zu schließen, was die Intensität der Schmerzsignale verringert (Gate Control Theorie) usw.

Wenn auch »nur« 20 Prozent der Muskelfasern verkrampft sind, kommt die Durchblutung des betreffenden Areals **völlig zum Erliegen!**

Fußreflexzonenmassage – Hokuspokus?

Es wird behauptet, dass der gesamte Körper am Fuß – auf der Sohle – repräsentiert sei. Tritt beim Massieren des Fußes an bestimmten Stellen Druckschmerz auf, gilt das angeblich korrespondierende Organ als krank. Die Schmerzen sollen durch »Schlacken« hervorgerufen werden. Man sucht besonders schmerzende Stellen an den Fußsohlen auf – wobei fast jeder Mensch an den Fußsohlen nach Druckausübung an bestimmten Punkten Schmerzen verspürt.

Die **Behauptung**, dass an den Fußsohlen **Längs- oder Reflexzonen** vorhanden sind, wird aufgrund neuester wissenschaftlicher Kenntnisse als **Fantasieprodukt** angesehen. Für die Behauptung, dass die Fußreflexzonenmassage an anderen Körperteilen wirkt und »Schlacken« abgebaut werden, **fehlt jeder Beweis**. Exakte Diagnosen können nicht gestellt werden. **Als Diagnosemethode abzulehnen.**

»Schlacken« gibt es im Blut nicht, und für die Reinigung und Abfuhr von Stoffwechselprodukten sind **Leber, Niere und Darm zuständig** *(Gesellschaft für Ernährungsmedizin, Aachen)*.

Lymphdrainage ist keine »Allheilmassagemethode«

Die Lymphdrainage ist eine **sanft** kreisende Massage. Da sie für den »Behandler« ohne größere Anstrengung angewendet werden kann, ist sie sehr beliebt und wird oft von »zarten Mädchen« durchgeführt. Außerdem bezahlen die meisten Krankenkassen für eine Lymphdrainage **das Doppelte** wie z.B. für eine für Patienten und Behandler oft extrem anstrengende therapeutische Massage bei akutem Lumbago usw.

Hemmungslos wird bei Bandscheibenleiden, **Arthrose, Muskelhartspann, Skoliose, vegetativer Dystonie** und sogar bei **schwachem Immunsystem** Lymphdrainage angewandt! Behauptet wird auch, dass Schlacken abgebaut werden könnten.

Schon vor **30 Jahren** (wie auch bei der Fußreflexzonenmassage) habe ich auf diesen Missbrauch hingewiesen. Bei dieser Gelegenheit empfehle ich die Lektüre des von der Stiftung Warentest 1994 herausgegebenen Werkes: Handbuch, **Die Andere Medizin.**

Die Lymphdrainage hat das Ziel, **gutartige** Schwellungen, die durch gestaute Flüssigkeit entstehen, zu massieren.

Sie muss immer mit anderen Entstauungsmethoden eingesetzt werden!

Nach Brustkrebs-Operationen ist die Lymphdrainage

sehr wirksam. In der Kosmetik zu empfehlen zur Kör-
perpflege und Ästhetik.

Gymnastik

Die Verletzungen durch Gymnastik haben um 40 % zugenommen! Morgengymnastik überfordert leicht den Bewegungsapparat. Gegen Gymnastik (nur unter Profi-Anleitung sinnvoll) ist nichts einzuwenden, wenn die richtigen Übungen durchgeführt werden. Ab ca. 50 Jahren bleibt jedoch ein Restrisiko. Rumpfkreisen (Rotation unter Belastung) ist eine Übung, die die Wirbelsäule gar nicht mag, weil nur ein Abschnitt forciert, belastet wird. Bei Überbeweglichkeit im Übergang zwischen Lendenwirbelsäule und Becken ist Rumpfkreisen äußerst schädlich!

Dringendst abzuraten ist vom Kopfkreisen. Bei der Kopfrotation wird die Arteria vertebralis gedehnt und gezerrt (wie beim Haarewaschen nach hinten). Schwindelzustände und sogar »Zusammenklappen« können die Folge sein.

Ich bin der Meinung, dass man mit einem noch so ausgefeilten Gymnastikprogramm tiefe Muskelschichten, die als Leistungsträger für ein Funktionieren der Gelenke verantwortlich sind, nicht erreicht. Diese erreicht man nur, wenn man sie entsprechend mit therapeutischer Massage an tiefen Schichten angeht. Der Muskel bewegt sich auch in einer dreidimensionalen Bewegungsrichtung, die letztlich durch Gymnastik oder Stretching nicht erfasst werden kann.

Der Wert der therapeutischen Massage

Offensichtlich wird der Wert der therapeutischen Massage bezüglich Ethik immer noch nicht erkannt.

Beispiele:

a) Bei einem »Schockpatienten« (Unfall usw.) wird der erfahrene Rettungsdienst mit dem Handrücken die Wange des Patienten **sanft streicheln**. Dies kann nicht nur **Leben retten**, sondern der »Retter« wird auch die Körpertemperatur feststellen.

b) Sanfte Massage des Handrückens eines Sterbenden hat eine **sehr starke beruhigende Wirkung**. Hier hat der Helfer die Gelegenheit, sich von seiner menschlichen Seite zu zeigen (außer er denkt an das Testament).

c) In den USA wird therapeutische Massage sehr wirksam bei **Krebspatienten** angewandt.

d) Die therapeutische Massage kann **psychisch bedingte Funktionsstörungen** der Organe »heilen« (siehe *»Wissenschaftliche Begründungen«*).

e) Therapeutische Massage, die nicht schmerzen soll, ist eine **suggestive, psychotherapeutische Behandlung.**

f) Psychotherapeutischer Masseur?

g) Das heißt: Der therapeutische Masseur ist in der Regel mit dem Patienten allein. Er kann psychisch sehr helfen, aber auch sehr schaden. **Deshalb müssen ein Mindestalter von 25 Jahren und fünf Jahre Praxis berufsbindend sein.**

Die therapeutische Massage ist keine Ware!

Der Patient ist kein »Obstsalat«: 6 Äpfel, 3 Birnen, 4 Bananen und als Draufgabe 8 Kirschen.

Beispiel: Lumbago (»Hexenschuss«):

6 »Massagen«, 3 Kurzwellen, 4 Fango und 8 Gymnastik. **»Darf es ein bisserl mehr sein?«**

Es gibt tatsächlich Ambulatorien, wo der Patient gefragt wird, ob er noch ein paar Behandlungen haben möchte! Man spricht von **Behandlungssequenzen**: einmal wöchentlich bei chronischen Schmerzen, sechs- bis zehnmal bei akuten Beschwerden. Optimal wäre in den meisten Fällen regelmäßige, einmal wöchentliche Massage.

Die therapeutische Massage ist eine **Fachdisziplin**.

In Österreich hat man anscheinend diesbezüglich ein Informationsdefizit. Es ist bedenklich, wenn z.B. bei Tinnitus oder Lumbago ohne Begründung die therapeutische Massage **verboten** wird. Es wäre besser, den Patienten fachgerecht über **Liegepositionen** zu informieren. Jahrelange persönliche Recherchen ergaben, dass bei über 100 Abbildungen diverser Reportagen **nur einmal** die Liegeposition stimmte!

Liegt man mit zur Seite gedrehtem Kopf auf dem Bauch, werden Bänder und Sehnen überdehnt. Die Drehung der Halswirbelsäule ist zudem zu stark. Es kann zu Nervenkompressionen kommen. In Amerika glaubt man, dass sogar Herzinfarkt oder Schlaganfall (Sauerstoffmangel!) ausgelöst werden kann. Bei einer unsachlich durchgeführten Massagebehandlung (Druckausübung) kann es zu schwerwiegenden Wirbelsäulenverletzungen kommen. Mit dem Kopf auf der Seite liegen ist meist unangenehm bis schmerzhaft, und die Muskulatur wird einseitig überdehnt.

Es gibt zu denken, dass viele Behandler dies überhaupt nicht bemerken!

Niemand kommt auf die Idee, eine halbe Stunde »intensive Bandscheibenoperation« zu verordnen.

Kein Patient wird den Zahnarzt bitten, er möchte oben rechts 10 Minuten leicht bohren.

20 oder 40 Minuten vorsichtige »klassische« Rückenmassage hingegen ist für die Krankenversicherungen wissenschaftlich. Immer öfter werden »Spezialmassagen« (chinesisch, russisch, griechisch usw.) von »Behandlern«, die entweder unfähig oder zu faul sind (Schwerarbeit), den Patienten eingeredet. Es wird bestimmt jede »Alternativtherapie« irgendwie ihren Nutzen haben.

Therapeutische Massage ist Schulmedizin, die mit der ärztlichen Diagnose beginnt!

Massage – Philosophie

Zur Massage gehören eine Liege, eine Ölflasche und ein Vorhang ...« – meist zutreffend in Saunen, Fitness-Centern und drittklassigen Ambulatorien.

Wird ein Patient zur **Massage-Therapie** überwiesen, mit Bemerkungen wie: »Jetzt geh'n S' zum Masseur, der knetet Sie ordentlich her, der drückt Ihnen die Knöpfe aus.« Oder: »Sagen Sie ihm, er solle vorsichtig oben rechts massieren, unten darf er nicht massieren.« – ist das rufschädigend, unter jedem Niveau und für Patient sowie Therapieerfolg äußerst negativ.

Ärztlich verordnete Massagetherapie ist **delegierte ärztliche Hilfe.** Somit sind **auch »nichtärztliche Behandler« zur ärztlichen Verschwiegenheit** verpflichtet.

Auch wenn der Patient z.B. am Arbeitsplatz bekannt gibt, er müsse jetzt »**zur Massage**«, wird meist Spott oder Unverständnis die Folge sein. Geht der Patient zur **Therapie** bzw. **Massage-Therapie,** dann ist er gesetzlich gedeckt. Sollte der **Patient** auf dem Weg zur oder von der Therapie verunfallen, dann ist das ein »Arbeitsunfall«.

Laut WHO zählt die therapeutische Massagetätigkeit zu den schwersten Berufen der Welt.

2001 haben deutsche Forscher herausgefunden, dass der Körper **eigene Stoffe** herstellt, die dafür sorgen, dass unangenehme Erlebnisse schneller vergessen werden. Dies bestätigt meine These von 1998, dass Krankheiten nur dann als geheilt gelten, wenn man sie **gänzlich vergessen** hat (vergessen könnte). Eine Entwicklung von Medikamenten aus diesen Stoffen wäre bei **seelischen bzw. traumatischen Erkrankungen ein** »Segen« für Mensch und Tier.

2002 fanden kanadische Forscher (Ärzte) heraus, dass Babys sich an schmerzhafte Erfahrungen **erinnern**. Auch **nur Andeutungen** (wie das Reinigen mit Alkohol vor einer Blutentnahme) **brachten die Babys zum Weinen.** Jede Schmerzzufügung an Babys und Kindern hinterlässt Narben, die ein Leben lang »Kronzeugen« sind! Kindern ohne Narkose absichtlich Schmerzen zuzufügen (zum Beispiel Beschneidungen an Babys ohne medizinische Notwendigkeit) ist derart **anmaßend**, dass eine nähere Beschreibung unmöglich ist. Dieser **Vertrauensmissbrauch** wird oft von Kindern **nicht vergessen.**

»Körper, Geist, Seele« sind **nicht** heilbar!
    Krankheiten sind nicht gänzlich heilbar, es sei denn, man hat sie »vergessen« bzw. man kann sich nicht mehr daran erinnern. Narben (auch seelische) sind »Kronzeugen«! Man spricht von »Heilkunst«, aber niemand nennt sich »Heilkünstler«.

Krankheiten und Schmerz **können** der »Seele« guttun, man wird zufriedener (hohes Ross). Niemand kann garantieren, dass »geheilte Krankheiten« nicht wieder akut werden. »HEILKUNST« ist, mit Erfahrung und Wissen **ehrlich zu helfen.**

»Body, Spirit, Soul« are **not** curable!

Diseases are not completely curable, unless they have been «forgotten" or cannot be remembered no longer. Scars (event mental) are «chief witnesses"! We are talking about «healing skill", but nobody would call himself a «healing artist".

Illness and pain **can be** in aid of the «soul", people will become more satisfied («giving oneself airs"). Nobody can guarantee that «healed deseases" would not become acute again.

«HEALING SKILL" is to **help honestly** with experience and knowledge.

Schmerz

Es ist allgemein bekannt, dass Stress die Gesundheit gefährden kann.

Schmerz erzeugt oft hochgradigen negativen Stress!

Starke Schmerzen muss man sofort bekämpfen. Der Körper hat ein Schmerzgedächtnis.

Chronische Schmerzen können sich verselbstständigen und treten immer häufiger und intensiver auf. Man glaubt, dass sogar die Hirnstruktur geschädigt wird. Dies ist durchaus glaubwürdig, denn seelische Schmerzen, die z.B. in der Kindheit zugefügt worden sind, bleiben ein Leben lang erhalten!

Positiverweise merkt sich der Körper bzw. das Gehirn auch Behandlungen, die wohltuend waren (therapeutische Massage).

Besonders bei »Verspannungsschmerzen« freut sich der Patient auf die therapeutische Massage, obwohl sie kurzfristig noch mehr – allerdings »positiven« Schmerz – erzeugen kann. Behandler, die ihren Patienten Schmerzen zufügen »dürfen«, genießen **höchstes Vertrauen.**

Die hohe Kunst ist, Ursache und Schmerzen zu beheben.

Bei Muskelverspannungsschmerzen hilft oft, wenn man kurzfristig noch mehr Schmerz erzeugt!

Der verspannte Muskel »gibt sozusagen auf« (auch Triggerpunkte = verhärtete Stellen). Erst dann wird die therapeutische Massage als äußerst angenehm empfunden.

Alle Behandler, die einem schmerzgeplagten Patienten nicht sofort helfen – obwohl sie es könnten (egal wie) – sind gefühl- und verantwortungslos.

Besonders Schmerzen im unteren Halswirbelsäulenbereich – C 6, 7, 8 – im oberen Brustwirbelsäulenbereich Th ½ – sind meist extrem stark (Schmerzstufen 4–5). Schwere Depressionen können ausgelöst werden.

Häufigste Syndrome mit extrem starken Schmerzen:

- Nervenwurzelsyndrom C 6, 7, 8 – Th ½
- Brachialgia paraesthetica nocturna (nächtliche Armneuralgien)
- Scalenussyndrom (Scalenuslücke)
- Carpaltunnelsyndrom (oft im Bereich der unteren Halswirbelsäule zu suchen)
- Beschleunigungsverletzung der Halswirbelsäule
- Bandscheibenvorfall – Freier Bandscheibenvorfall

Besonders bei Nervenwurzelkompression an der Halswirbelsäule hilft CT-kontrollierte Nervenwurzelinfiltration.

Schmerz ist ein wichtiges Alarmsignal:
So manch unzufriedene Menschen kann Schmerz zufriedener machen. »Man wird vom hohen Ross heruntergeholt!«

Andauerende gedankliche Beschäftigung mit Schmerz verstärkt hingegen nachweislich die Schmerzintensität.

Schmerzstufen:

Stufe 1: Kein Schmerz.

Stufe 2: Mäßiger Schmerz

Stufe 3: Mittelstarker Schmerz. Behindert Gehen, Arbeiten und Einschlafen.

Stufe 4: Starker Schmerz. Weckt den Wunsch zu liegen. Der Patient wird aggressiv oder depressiv. Hilflos. Er denkt nur mehr an den Schmerz.

Stufe 5: Extrem starker Schmerz. Der Patient schreit, wird stark depressiv und sieht keinen Sinn mehr im Leben.

Eigentlich müssten die Alarmglocken läuten: Neuerdings wird in den Medien für ein Schmerzmedikament geworben. Vorher eingenommen, kann man auch bei Problemen des Bewegungsapparates ohne Weiteres »Kampfgymnastik« durchführen. »Originell«: Die Sozialversicherung bezahlt ein billiges Schmerzmedikament, damit der Patient **Aktiv-Therapie** (Gymnastik) durchführen kann. Schon bei einer leichten Gelenkentzündung kann dies fatale Folgen nach sich ziehen.

Um 1994 hat man in Deutschland den Ärzten die Verschreibung einer therapeutischen Massage verboten: Angeblich sind dann über 12.000 Physiotherapeuten und Masseure »in den Konkurs gegangen«. Seit 2001 »**dürfen**« Ärzte wieder therapeutische Massage verordnen. In Österreich dürfen gewerbliche Masseure seit Juli 1997 – **wenn ärztlich verordnet** – therapeutische Massagen durchführen.

Eine sehr gute Sache, wenn der gewerbliche Masseur auch eine therapeutische **Ausbildung** vorweisen kann. Denn der gewerbliche Masseur hat von seiner Ausbildung her mit **Patienten und ärztlichen Diagnosen** nicht das Geringste zu tun!

»Nicht der Starke siegt in der Evolution.«

Wir müssen uns von dieser Darwin'schen Irrlehre und vom Egoismus loslösen, den Mut haben, uns von gestrigen Überzeugungen zu trennen.

Nicht Ellenbogen-Mentalität macht auf Dauer erfolgreich, sondern Zusammenarbeit. »Die Beziehungen aller Heilberufler müssen fair und kooperativ sein.«

Nicht Egoismus, sondern Kommunikation und Kooperation helfen uns, das gute Sozialversicherungssystem zu erhalten (mit Verbesserungen). **Schluss mit paranoiden Sozialneurosen!** Weg mit der Angst vor »feindlichen« Bakterien, Viren, Pollen, Verspannungen usw.

Ein Viertel aller Unterleibserkrankungen geht mit Kreuzschmerzen einher!

(Muschinski)

Jeder mechanische Druck kann zu Schmerzen führen. Bei Blasenbeschwerden kann die Halswirbelsäule (C4) die Ursache sein. Bandscheibenvorfälle können die Blase lähmen. Auch die lumbale Wirbelsäule (L3) kann für Blasenleiden die Ursache sein (Bettnässen). Die thorakale Wirbelsäule (Th 10) kann Nierenschmerzen verursachen.

Viele Patienten mit Kreuzschmerzen glauben, sie hätten Nierenprobleme. Sollten sich die Schmerzen durch Massagetherapie nicht bessern, muss der Patient zum Urologen überwiesen werden.

Jeder fünfte Mann in Österreich hat – neuester Stand – Probleme mit der Prostata. Eine Erkrankung der Prostata kann sehr starke lumbale Kreuzschmerzen verursachen. Auch wenn der pathologische Befund auf einen sehr kleinen Bereich beschränkt ist, können in den benachbarten Regionen Störungen auftreten. *(Reinhard Dittel)*

Nach Massagetherapie des Abdomens ist die Urin-Abgabe erhöht. Mit Zystoskop kann man während der Nierenmassage sehen, wie Urin aus dem Urether in die Blase übertritt. *(Hamann)*

Probleme mit dem vierten Lendenwirbel (L4) können schwieriges, schmerzhaftes oder zu häufiges Harnlassen verursachen. Auslösende Störungsursachen bei Lumbago-Ischias-Syndromen können die Nieren sein. *(Ackermann)*

Die Headsche-Zonen sind Hauptgebiete, die bei Organerkrankungen eine gesteigerte Berührungsempfindlichkeit zeigen. Kann sich bis zu heftigen Schmerzen steigern ▶ Segmentreflexzonen *(Head, Mackenzie)*.

Die Hautschrift (Dermographismus) kann z.B. auf eine Nierenerkrankung hinweisen. Das Harnsteinlei-

den wird in den letzten Jahren zunehmend beobachtet und kann stärkste akute Kreuzschmerzen verursachen. *(Reinhard Dittel)*

Besonders beim Nieren- und Blasensystem wird die **Bindegewebsmassage** eingesetzt:

Das Gewebe wird unter anderem zwischen dem medialen Schulterblattrand und der Wirbelsäule in T 2–3 massiert, dazu das Gewebe von Hals und Nacken.

- Wenn Nierensteine vorhanden sind, besteht eine erhöhte Spannung paravertebral in T 8–12. Dies bezieht sich stark auf die langen Rückenstrecker.
- Nach Nierenbecken- und Blasenerkrankungen bestehen oft lange hartnäckige Kreuzbeschwerden.
- Prostatavergrößerungen reagieren sehr gut auf Bindegewebsmassage.

(Hede Teirich-Leube)

In jedem Fall ist eine genaue Untersuchung vom Urologen vorzunehmen.

Ist Schmerz heilbar?

Das Gehirn hat ein **Schmerzgedächtnis.**
Seelische und körperliche Narben sind »Kronzeugen«.
Krankheiten kann man nur selbst »heilen«. Die persönliche Einstellung und der Umgang mit »Krankheit« ist maßgebend, um einen »Heilerfolg« zu erzielen. **Körperliche Schmerzen können die Lebensqualität verbessern**, wenn man dadurch eine bewusst gesündere Lebensweise praktiziert (gänzlich gesundes Leben ist selten möglich).

Schmerzen können somit **Leben retten!** So manches Ekel wurde (zumindest vorübergehend) durch Krankheit und/oder Schmerz zu einem angenehmen Mitmenschen!

Es gibt keine »guten« oder »schlechten« Menschen, sondern Kranke und Gesunde. Ein gesunder Mensch wird einem Mitmenschen nie absichtlich Schaden zufügen!

Starke oder chronische Schmerzen gehören unbedingt gestillt, da wahrscheinlich Teile der Gehirnstrukturen geschädigt werden und auch psychische Erkrankungen die Folge sein können. Spezialisten sind in der Lage, zum Beispiel bei einem verletzten Knie die Funktion wieder gänzlich herzustellen. Besteht aber eine Krebs-Erkrankung, wird nicht das Knie »**geheilt**«, sondern der Krebs ist zu »**vernichten**«!

Das Gehirn (Mensch und Tier) merkt sich einerseits **unangenehme und gefährliche Situationen** (zum Beispiel Verbrennungen), andererseits aber auch angenehme und **schmerzstillende Anwendungen** (**zum Beispiel Massagetherapie**).

Auffallend ist, dass Kinder, die misshandelt wurden, als Erwachsene meist Probleme mit **Muskulatur bzw. Bewegungsapparat** bekamen. Interessant ist auch, dass Kinderkrankheiten, die **auch schmerzhaft** waren, vergessen werden **können**. Diese Krankheiten kann man als **geheilt** betrachten.

»Die zwei Bücher (Lehrbuch für med. Massage, Selbstbehandlung …) von Kh. Lauber sind wichtig für die moderne Vorsorge-Medizin in allen Lebensabschnitten. Lauber betont die Wichtigkeit der Zusammenarbeit aller medizinischen Berufe. Besonders interessant sind die schönen Skizzen für Bewegungsübungen, die jeder Mensch zur Vorbeugung von Fehlhaltungen und Krankheiten machen kann. Die Übersichten von Lauber sind so überzeugend und vielseitig, dass seine Bücher für den Gesundheitsunterricht an allen Schulen zu empfehlen sind.«

(Hofrat Dr. Otto Forcher-Mayr, Facharzt f. innere Medizin, Dipl. Sportarzt, seinerzeit Landeskrankenhausdirektor, Primarius, Betriebsarzt, Schularzt, Strahlenschutzarzt, Krankenhaushygieniker als Dipl. Amtsarzt, Leiter der Stationspflegekurse, im Vorstand d. wiss. Arbeitsgemeinschaft »Sport und Medizin« und im Vorstand f. Alters- u. Vorsorge-Medizin)

Funktion: Hauptsächlicher Sinn und Zweck der Fachdisziplin therapeutische Massage ist die Wiederherstellung der Funktion.

Die Bezeichnung »weichkneten« kann man für die Behandlung der großen Muskulatur gelten lassen. Verkrampfte, verkürzte Muskeln können extreme Schmerzen (bis Schmerzstufe 5) verursachen. Durch länger andauernde natürliche »Schonhaltung« können nicht nur der Bewegungsapparat, sondern auch Organe fehlbelastet werden.

Wenn auch »nur« 20 Prozent der Muskelfasern verkrampft sind, kommt die Durchblutung des betreffenden Areals völlig zum Erliegen!

Nachwort

Supermoderne Kurbäder, Wellnesszentren und in letzter Zeit besonders Thermenbäder schießen wie Pilze aus dem Boden. Nur wurde hier die Rechnung ohne Wirt gemacht.

Da nützen moderne Bäderaufbereitungsanlagen, Saunen, Sprudelbäder, schöne Zimmer usw. wenig.

Ohne gutes Fachpersonal nützen auch 5 Sterne nichts. Matura, Diplome und Titel reichen einzeln nicht. Man muss für therapeutische Berufe geeignet, am Besten »berufen« sein.

Literatur

Dittel, Reinhard: Schmerz-Physio-Therapie.
ISBN 3-437-00638-X

Bergmann, O., Bergmann, R.: Projektionssymptome.
ISBN 3-85076-238-6

Strohal, Richard: Grundbegriffe der Massage.
ISBN 3-541-06812-4

Tanner, John: Rückenschmerzen
ISBN 3-473-42752-7

Strohal, Richard: Manuelle Therapie
ISBN 3-541-13391-0

C. Wood, Elisabeth
Becker, D. Paul: Klassische Massagemethoden
ISBN 3-7773-0621-5

Stiftung Warentest: Die Andere Medizin
ISBN 3-924286-96-5

Ackermann Wilh. P.:
Die gezielte Diagnose und Technik der Chiropraktik

Publikationen wurden empfohlen von: Hauptverband der österreichischen Sozialversicherungsträgern, AUSTRIA COLLEGIALITÄT, Hofrat Dir. Dr. med. Otto FORCHER-MAYR, o. Univ. Prof. Dr. med. ERWIN RINGEL, Kammer der Gewerblichen Wirtschaft Tirol, Dr. med. FRITZ REINHARDT, Med.-Rat Dr. Henrike Hämmerle, Dr. med. AXEL GFÖLLER, Dr. med. WERNER SÖSER, Dr. med. CHRISTOPH PALLUA, o. Univ. Prof. Dr. med. R. GÜNTHER, Dr. INGRID VOGL, Hofrat Dr. A. H. Spielmann, Dr. Brigitte Österle, OSR Dr. med. RICHARD STROHAL, Doz. Mag. Christin Fritz, Vizebürgermeister Rudolf Krebs, Stadtrat Dr. Sepp Rieder – Wien, Bundespräsident Dr. Kurt Waldheim, Bundespräsident Dr. Rudolf Kirchschläger, Gesundheitsminister Ing. H. Ettl, Gesundheitsminister Dr. med. M. Ausserwinkler, Gesundheitsministerin Dr. Christa Krammer, Gesundheitsminister Mag. H. Haupt, Bischof Dr. Stecher, Kronenzeitung Wien, Kurier, Bezirksblätter, TIP, Hypo Classic, Tiroler Tageszeitung, DAS GRÜNE HAUS, Neue BS, Tiroler Wirtschaft, DIE GANZE WOCHE, Der Feierabend, Gesundes Leben, Stadtblatt, ORF Tirol, TYROLIA, Tiland, Wiener Städtische usw.

Biografie

Karlheinz Lauber wurde 1948 in Innsbruck/Österreich geboren. Er war 25 Jahre Rechtsträger einer privaten Krankenanstalt. Sie wurde kein einziges Mal behördlich beanstandet. Erste Hilfe und/oder notärztlicher Dienst war nie notwendig. Als Physiotherapeut, Mechanotherapeut, Heilmasseur und gewerblicher Masseur konnte Lauber über 40 Jahre Erfahrungen sammeln. Als Vortragender an der Universitätsklinik, Lehrer und med. Journalist gab er sein Wissen weiter. Er verfasste zwölf Fach-/Sachbücher und über 100 Publikationen.

Bücher von Karlheinz Lauber

Der Killermasseur
ISBN 978-3-8448-2927-3

50 Weisheiten – 2. Auflage
ISBN 978-3-85251-367-6

Anleitung zur Behandlung von Bewegungsstörungen durch Schwimmen

Selbstbehandlung bei Muskelfunktionsstörungen und Wirbelsäulenerkrankungen
ISBN 3-7022-1685-5

Lehrbuch für medizinische Massage
ISBN 3-7022-1727-4

100 Tipps für ein besseres Leben
ISBN 3-9500916-1-0

Wie geht es Ihrer Halswirbelsäule?
ISBN 3-9500916-0-2

Selbstheilung von Rückenschmerzen durch Schwimmen
ISBN 3-9500916-2-9

VGH Volksgesundheit: »… non est propheta sine honore nisi in patria sua et in domo sua …«
ISBN 3-9500916-3-7

Extremschwimmen
ISBN 9783852515298

Medizinische Massage
ISBN 3-9500916-4-5

www.pka-lauber.at